Annette Kerckhoff, Michael Elies
Nagelpilz – Selbsthilfe und Naturheilkunde

Was tun bei ...

Nagelpilz

Selbsthilfe und Naturheilkunde

Annette Kerckhoff
Michael Elies

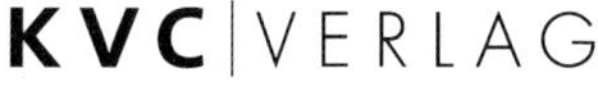

KVC Verlag | NATUR UND MEDIZIN e. V.
Am Deimelsberg 36, 45276 Essen
Tel.: (0201) 56305 70, Fax: (0201) 56305 60
www.kvc-verlag.de

Kerckhoff, Annette; Elies, Michael
Nagelpilz – Selbsthilfe und Naturheilkunde

Wichtiger Hinweis: Jede Dosierung oder Applikation erfolgt auf eigene Gefahr des Benutzers. Geschützte Warennamen (Warenzeichen) werden nicht besonders kenntlich gemacht.

ISBN 978-3-96562-019-3

2., bearbeitete Auflage

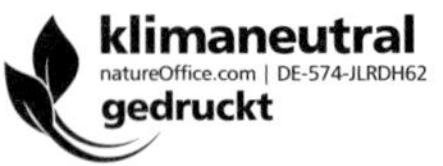

Umschlaggestaltung: eye-d Designbüro, Essen
Druck: Union Betriebs-GmbH, Rheinbach

Inhalt

Der Tipp aus der Wissenschaft: Ozonisiertes Olivenöl

Homöopathie und Heilpflanzen

Hausmittel gegen Nagelpilz

Einleitung

Nagelpilzerkrankungen sind häufig – jeder Zehnte soll betroffen sein, sogar jeder Zweite in der Altersgruppe ab 65 Jahren.

Nagelpilz sollte grundsätzlich immer frühzeitig behandelt werden, denn er heilt niemals spontan ab, im Gegenteil: Es besteht die Gefahr der Ausbreitung auf die Haut und auf andere Nägel oder auch der Ansteckung anderer Personen. Nagelpilzerkrankungen sind zwar nicht lebensbedrohlich, können jedoch unbehandelt die Lebensqualität der Betroffenen stark beeinträchtigen, schmerzhaft sein und zu Beschwerden beim Gehen führen.

Die konventionelle Medizin behandelt mit äußerlichen Salben und Lacken, mit Medikamenten oder mit der operativen Entfernung des Nagels. All diese Maßnahmen sind im Einzelfall sicherlich erwägenswert, dennoch stellt sich die Frage nach langanhaltenden, nebenwirkungsfreien und sanfteren Methoden der Therapie.

Dr. med. Veronica Carstens, die Gründerin der Carstens-Stiftung, schrieb bereits in den 1990er Jahren zum Thema des vorliegenden Ratgebers:

„Nagelpilz – in welcher Familie leidet nicht mindestens einer daran. Die Frauen versuchen oft, die unschöne Verfärbung unter Nagellack zu verbergen. Dennoch bleibt auch bei ihnen der große Wunsch, den Pilz endlich loszuwerden.
Die Salben, Lacke und Tabletten der Schulmedizin sind schnell aufgezählt – und schnell erprobt. Aber leider halten sie nicht, was von ihnen versprochen wird. Anfängliche Freude über das Abbröckeln der abgestorbenen Nagelteile weicht der Enttäuschung, wenn irgendwann ein Stillstand eintritt bzw. das anscheinend völlige Verschwinden nur von sehr kurzer Dauer ist. So ist zu verstehen, dass sich immer mehr Betroffene der Naturheilkunde zuwenden und dort ihr Heil suchen."

Die Carstens-Stiftung bemüht sich seit ihrer Gründung vor mehr als 20 Jahren um den Brückenschlag zwischen Schulmedizin und komplementärer Medizin. Entsprechend werden in dieser Buchreihe auch Forschungsergebnisse der

Stiftungsarbeit präsentiert: Dazu gehört der Hinweis auf das ozonisierte Olivenöl, zu dem eine Studie durchgeführt wurde.

Ein besonderer Dank geht hier an Karen Schmidt (geb. Hoffschulte), die Redakteurin der Mitgliederzeitschrift von Natur und Medizin. Ihr Text zum Nagelpilz aus dem Jahr 2014 ist eine der Grundlagen des vorliegenden Ratgebers.

Sehr gerne haben wir auch die Anregungen der naturheilkundlichen Ärztin Verena von Jordan-Marstrander aufgegriffen, insbesondere die Kombination eines Heilessigs aus Apfelessig, Lavendel- und Teebaumöl mit Ringelblumentee-Fußbädern.

Die Behandlung von Nagelpilz erfordert viel Geduld. Denn die Therapie muss solange durchgeführt werden, bis der gesunde Nagel nachgewachsen ist – und dies kann mehrere Monate in Anspruch nehmen. Bei einem Großzehennagel ist von bis zu 1 ½ Jahren auszugehen!

In diesem Sinne wünschen wir Ihnen Durchhaltevermögen – es lohnt sich!

I. Grundlagen

Der gesunde Nagel

Aufbau der Nägel

Nägel finden wir an Fingern und Zehen, sie dienen dem Schutz. Sie werden von der Oberhaut gebildet und bestehen aus dachziegelartig angeordneten Hornschuppen. Die Nagelplatte liegt auf dem Nagelbett, von dem aus der Nagel wächst. Bereits in der Haut findet sich die Nagelwurzel, die Seitenränder verlaufen im Nagelfalz. Im hinteren Bereich des Nagels ist ein Teil des Nagelbettes als hellrosa bis weißliche Zone sichtbar: der „Nagelmond".

Der gesunde Nagel hat eine glatte Oberfläche ohne Rillen und Flecken, er ist etwas gewölbt und schimmert leicht rosa. Ein gesunder Nagel wächst im Durchschnitt 0,25 bis 0,4 mm pro Woche, wobei die Fingernägel schneller wachsen als die Fußnägel. Bis ein Fingernagel nachgewachsen ist, dauert es im Schnitt ein halbes Jahr, bis ein Fußnagel nachgewachsen ist, ein ganzes Jahr.

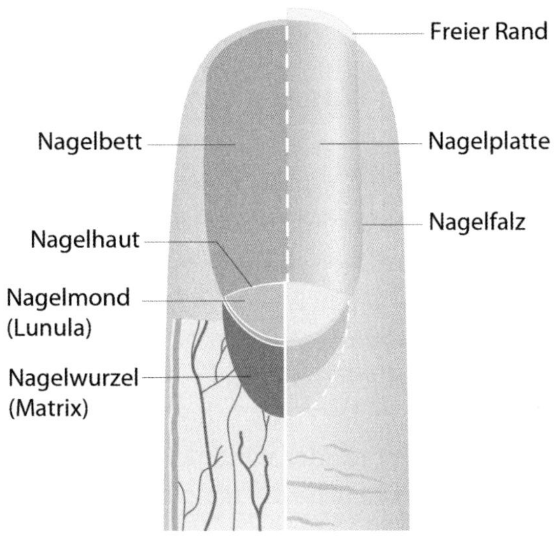

Ernährung für die Nagelgesundheit

Die „Nagelgesundheit" können Sie ganz allgemein unterstützen durch eine Kost, die reich an Kieselsäure (Silizium) ist. Denn durch Kieselsäure werden Haut, Haare und Nägel mit aufgebaut. In Lebensmitteln ist Kieselsäure vor allem in Hirse enthalten. Wenn Sie also Haar- oder Nagelwachstum unterstützen möchten, wäre z. B. ein Frühstücksbrei mit Hirseflocken ratsam.

Hirsebrei
3–4 EL Hirseflocken in 90 ml Wasser, Milch oder Mandelmilch aufkochen, kurz köcheln lassen. Bei geschlossenem Deckel etwas nachquellen lassen. 1 Prise Salz dazugeben und zum Süßen etwas Honig, Rohrohrzucker oder braunen Zucker verwenden. Alternativ einige Trockenfrüchte klein schneiden und mitquellen lassen.

Hilfreich für das Nagelwachstum ist zudem Biotin. Biotinhaltige Lebensmittel sind z. B. Eier, Wildlachs, Mandeln, Linsen, Hafer, Keimlinge, Blattgemüse, Möhren, Blumenkohl und Trockenhefe.

Nagelpflege

Es ist sinnvoll, die Nägel kurz zu schneiden, allerdings nicht zu kurz, da sonst Entzündungen, Pilze etc. unter den Nagel eindringen können. Lassen Sie sich am besten einmal professionell aufklären!
Zur regelmäßigen Pflege der Nägel gibt es sehr gute Nagelöle im Handel. Alternativ ist naturreines Kokosöl aus dem Bioladen zu empfehlen. Abends vor dem Schlafengehen etwas Nagelöl

oder Kokosöl (es gibt auch die Variante „mild" ohne Kokosgeruch) in die Nägel und das Nagelbett einmassieren.
Zur allgemeinen Pflege der Nägel kann auch eine Olivenöl-Apfelessig-Nagelkur empfohlen werden. Dafür 2 TL Olivenöl und 1 TL Apfelessig mischen und die Fingernägel damit regelmäßig polieren.

Nägel werden durch die häufige Verwendung von Nagellacken und Nagellackentferner angegriffen. Wenn Sie Nagellack benutzen, sollten Sie schonende Bio-Nagellacke und acetonfreie Nagellackentferner kaufen.

Nagelpilz

Entstehung und Symptome

Der Nagelpilz – in der medizinischen Fachsprache auch Tinea unguinum oder Onychomykose genannt – ist eine weit verbreitete Erkrankung. Die Zehennägel sind etwa vier- bis fünfmal häufiger infiziert als die Fingernägel. Erreger sind meist Fadenpilze (Dermatophyten), selten Schimmelpilze oder Hefepilze.
Die Nagelpilzinfektion hat einen typischen Verlauf: Sie beginnt meist am vorderen und seitlichen Nagelrand. Von der Eintrittspforte breitet sich der Erreger dann immer weiter nach hinten in Richtung der Nagelwurzel (Nagelmatrix) aus, bis der ganze Nagel befallen ist. Bleibt die Nagelpilzinfektion unbehandelt, führt sie in jedem Fall zur Zerstörung des Nagels.

Bitte beachten Sie: Nagelpilz heilt unbehandelt NICHT aus, sondern schreitet fort. Greifen Sie daher früh ein!

Erste Symptome von Nagelpilz können glanzlose, stumpfe Nägel sein, weiße oder gelbliche Flecken der Nagelplatte wie auch eine Trübung

des Nagels. Gleichzeitig kann sich die Nagelplatte verdicken. Nach und nach zerstört der Nagelpilz den Nagel. Die Nagelplatte verändert ihre Struktur: Sie wird brüchig, die Hornsubstanz wird bröckelig, vielleicht entwickeln sich zunächst auch nur Querrillen.
Meistens beginnt die Erkrankung am Nagelrand am Fingerende und wandert dann langsam in Richtig Nagelwurzel. In der Folge kann sich der Nagel durch den darunter befindlichen Pilz der Haut lösen und abheben.

Übertragung

Die Übertragung von Nagelpilz geschieht durch Hautkontakt mit einer infizierten Person oder durch die Berührung von infizierten Gegenständen. Das Ansteckungsrisiko ist hoch, der Übertragungsweg einfach nachzuvollziehen: Jeder Mensch hinterlässt beim Gehen winzige Hautschuppen. Diese Schüppchen können die Erreger von Fuß- und Nagelpilz enthalten und an andere weitergegeben werden. An einem Ort, wo viele Menschen barfuß laufen und dazu noch ein feucht-warmes Klima herrscht, in dem sich die Pilze ideal verbreiten können – z. B. in der Sauna oder in Schwimmbädern – ist das Ansteckungsrisiko hoch.

Vorsicht! Seien Sie im Hinblick auf eine Ansteckung besonders vorsichtig in öffentlichen Räumen: in der Sauna, im Schwimmbad, beim Sport, in der Umkleidekabine, in Hotelzimmern etc. Gehen Sie hier nicht barfuß, sondern benutzen Sie Badeschlappen.

Begünstigende Faktoren

Auch wenn die Erreger die Ursache im engeren Sinne darstellen, wird eine Nagelpilzerkrankung durch zahlreiche Faktoren begünstigt.
Bestimmte Grunderkrankungen wie **Diabetes mellitus** oder eine **arterielle Verschlusskrankheit** gehen mit einem erhöhten Nagelpilzrisiko einher, weil bei ihnen die Durchblutung der Beine verschlechtert ist. Dadurch wird die körpereigene Abwehr in diesem Bereich geschwächt. Auch kommt es bei schlechter Durchblutung eher zu kalten Füßen – ebenfalls ungünstig für eine Ansteckung mit Nagelpilz.
Unser **Immunsystem** spielt eine wichtige Rolle. Denn wer ein schwaches Immunsystem hat, also grundsätzlich anfälliger ist, handelt sich leider

auch leichter einen Pilz ein. Dies gilt für Hautpilze ebenso wie für Darmpilze. Denn Erreger haben es sehr viel leichter, eine Erkrankung auszulösen, wenn die körpereigene Abwehr geschwächt ist und sie nicht bekämpfen kann.

Im Darm ist das so genannte **darmassoziierte Immunsystem** lokalisiert. Wer also die eigene Abwehr verbessern möchte, muss auch auf die Darmgesundheit achten. Dies gilt in besonderem Maße für Menschen mit wiederkehrenden oder hartnäckigen Pilzinfektionen.

Eine Infektion wird zusätzlich von zu engem **Schuhwerk** und kleineren **Verletzungen** im Nagelbereich begünstigt. Achten Sie auf fußgesundes Schuhwerk, damit es nicht zusätzlich zu Belastungen des betroffenen Fußes kommt. Ungünstig sind das andauernde Tragen von Turn- oder Sportschuhen und synthetischen Socken, die ein feucht-warmes Klima begünstigen.

Weitere Faktoren, die Pilzinfektionen begünstigen, sind die Einnahme bestimmter **Medikamente** (z. B. Cortison), das zunehmende **Alter** und die **Entfettung** von Nägeln (z. B. durch den häufigen Kontakt mit Spül- oder Putzmitteln). Dies gilt natürlich eher für die Hände als für die

Füße. Nagelpilz kann auch die Folge einer **Hautpilzerkrankung** sein, die sich dann auf die Nägel ausweitet.
Naturheilkundlich betrachtet stellt der Nagelpilz nicht nur eine lokale Erkrankung dar, sondern weist wie beschrieben auf eine Schwäche anderer Systeme – z. B. des Immunsystems, der Verdauung, der Durchblutung, der Haut etc. hin, die es ebenfalls zu behandeln gilt.

Differenzialdiagnose

Ein Arzt bedenkt immer andere Möglichkeiten und Erkrankungen, die eine ähnliche Symptomatik, jedoch ganz andere Ursachen haben und die daher auch eine andere Behandlung benötigen. Im Fachjargon nennt man das „Differenzialdiagnosen".
Nagelveränderungen können beispielsweise auch bei Schuppenflechte (Psoriasis), Ekzemen aller Art sowie Durchblutungsstörungen durch Arterienverkalkung, Diabetes und starkes Rauchen auftreten. Auch ein Mangel an bestimmten Mineralien oder Spurenelementen (z. B. Zink) kann Auswirkungen auf den Zustand der Nägel haben.

Bei älteren Patienten ist zu bedenken, dass sie in der Regel mehrere Erkrankungen haben – den Nagelpilz einerseits, aber auch internistische Erkrankungen, die zu Nagelveränderungen führen oder einen Nagelpilz begünstigen. Die Grunderkrankungen müssen immer mitbehandelt werden.

Lassen Sie zunächst beim Hautarzt abklären, ob es sich bei den Nagelveränderungen tatsächlich um einen Nagelpilz handelt. Denn das weitere Vorgehen ist abhängig von einer genauen Diagnose.

Diagnose

Ein Nagelpilz ist auch für den Laien an den beschriebenen Symptomen zu erkennen und sollte den Gang zum Arzt veranlassen. Der Hautarzt wird im Zweifelsfall etwas Material vom befallenen Nagel entnehmen und unter dem Mikroskop untersuchen. In der Regel kann er dadurch feststellen, ob ein Pilz vorliegt oder nicht. Um welche Pilzgattung es sich genau handelt, wird im Labor geklärt, wo der Abstrich auf einen

Nährboden aufgetragen und eine Pilzkultur gezüchtet wird. Die Ergebnisse liegen nach ca. drei Wochen vor.
Die Behandlung wird dann die genaue Pilzgattung wie auch die Schwere der Erkrankung berücksichtigen.

Vorbeugung

Im Kapitel „Begünstigende Faktoren" wurden bereits einige Aspekte genannt, die Einfluss auf die Entstehung einer Pilzerkrankung haben.
Die wichtigsten vorbeugenden Empfehlungen werden hier kurz zusammengefasst:

- Tragen Sie Schuhe, die gut passen und nicht zu eng sind. Vor allem sollten die Schuhe nicht auf die Nägel drücken.
- Tragen Sie Schuhe aus natürlichen oder atmungsaktiven Materialien.
- Tragen Sie Socken aus natürlichen oder atmungsaktiven Fasern.
- Trocknen Sie Hände und Füße nach dem Waschen, Baden und Duschen auch zwischen Fingern und Zehen gut ab.
- Gehen Sie in der freien Natur oder zuhause oft barfuß.

– Tragen Sie an öffentlichen Orten (Schwimmbad, Hotelzimmer, Fitnessstudio etc.) Badeschlappen.

Bitte lesen Sie außerdem die Hinweise zur Nageltoilette, Hygiene und Desinfektion, die natürlich auch zur Vorbeugung gelten.

Die Behandlung von Nagelpilz

Die konventionelle Behandlung

Lacke und Salben

Die konventionelle Therapie des Nagelpilzes richtet sich danach, wie weit die Infektion sich bereits ausgebreitet hat. Ist nur der äußere Nagelrand vom Nagelpilz betroffen, wird der Pilz in der Regel nur äußerlich therapiert. Dazu gibt es spezielle Nagellacke oder Salben mit pilzabtötenden (antimykotischen) Wirkstoffen, die selbst hartes Nagelmaterial durchdringen und den Pilz abtöten.

Medikamente

Bei einer Nagelpilzerkrankung, die das Nagelbett befallen hat, infiziert sich auch der nachwachsende Nagel immer wieder. In diesem Fall werden meist Tabletten verschrieben, die den Nagelpilz von innen abtöten sollen. Die Antipilzwirkstoffe erreichen die Pilzsporen dann über die Blutbahn, lagern sich in den wachsenden Nagel ein und schützen ihn so vor einem erneuten Pilzbefall.

Bei der Einnahme von Anti-Pilztabletten ist grundsätzlich zu beachten, dass die Tabletten über einen langen Zeitraum eingenommen werden müssen, um eine Wirkung zu zeigen. Speziell bei Nagelpilzen dauert es eine Zeit, bis der Wirkstoff im Nagel eine ausreichend hohe Konzentration erreicht hat. Dies führt jedoch zu einer starken Belastung des gesamten Organismus, insbesondere der Leber, die die Medikamente abbaut. Außerdem haben die Anti-Pilztabletten meist Nebenwirkungen, die mit der Dauer der Einnahme in ihrem Ausmaß wachsen. Vor diesem Hintergrund unterliegt die Einnahme solcher Medikamente der ärztlichen Verordnung und Begleitung inklusive regelmäßigen Laborkontrollen.

Achtung! Nagelpilz sollte immer ärztlich abgeklärt und behandelt werden, sonst besteht die Gefahr, dass sich der gesamte Nagel ablöst oder der Pilz auch die benachbarten Nägel befällt. Nur wenn die Pilzinfektion gründlich behandelt wird, verschwindet der Pilz wieder, denn bereits ein winziger Rest der Erreger kann zu einer Neuerkrankung führen.

Operatives Nagelziehen

Bei hartnäckigem Nagelpilz empfehlen manche Hautärzte, die betroffenen Nägel zu ziehen, da man so am schnellsten an die befallenen Stellen herankommt. Allerdings bedeutet dies, dass es Monate braucht, bis der Nagel nachgewachsen ist. Außerdem kann es zu Komplikationen kommen. Durch das Nagelziehen wird der Pilz an sich nicht beseitigt. Unsere Empfehlung: Holen Sie eine zweite Meinung ein.

Allgemeinmaßnahmen

Die Nageltoilette

Die Nageltoilette ist ein wesentliches Element in der Pilzbehandlung. Zu unterscheiden ist dabei zwischen der professionellen Nagelpflege und der täglichen Nageltoilette. Insbesondere bei fortgeschrittenem Pilzbefall der Füße ist eine kompetente **professionelle medizinische Fußpflege** erforderlich.
Bitte beachten Sie: Seit 2002 ist die Berufsbezeichnung „Podologin" oder „Podologe" ein geschützter Titel. Die Bezeichnung „Medizinische Fußpflegerin" oder „Medizinischer Fußpfleger" darf nur führen, wer die vorgeschriebene Ausbildung und die staatliche Prüfung bestanden hat.

Weitere Informationen erhalten Sie beim Deutschen Podologen Verband. Auf deren Webseite gibt es auch eine Suchfunktion:
Deutscher Podologen Verband e. V.
Kilianstr. 69, 33142 Büren
www.podologen.de

Für die **häusliche Nagelpflege** gilt: Der befallene Nagel muss gesäubert, anschließend abgeschnitten und nachgefeilt werden – am besten, Sie lassen sich die genaue Vorgehensweise von einem Profi zeigen und sich auch erklären, wie oft Sie die Nägel schneiden sollen – schließlich wachsen Nägel von Mensch zu Mensch unterschiedlich schnell.
Die besondere Pflege der erkrankten Nägel sollte so lange regelmäßig durchgeführt werden, bis der Nagel völlig gesund herausgewachsen ist. Sinnvoll ist es, für den befallenen Nagel ein separates Maniküre-/ Pediküre-Set zu verwenden, damit der Pilz nicht durch die Instrumente auf andere Nägel übertragen wird.
Die verwendeten Scheren etc. sollten nach dem Gebrauch immer mit Desinfektionslösung (Apotheke) desinfiziert werden.

Denken Sie bei der Nageltoilette an eine gute Lichtquelle. Verwenden Sie eine Nagelhautschere (keine Nagelschere), zum Feilen eine Diamant- oder Sandblattfeile. Es darf bei der Nageltoilette nicht bluten!

Es wird auch empfohlen, den Nagel mit einem Stück Schleifpapier abzuschleifen und dieses hinterher zu entsorgen.

Desinfektion und Hygiene

Von großer Bedeutung für die Pilzbehandlung sind Hygiene und Desinfektion – der Füße, Strümpfe, Schuhe, Teppiche, auf denen barfuß gelaufen wird.

- Desinfizieren Sie Strümpfe und Schuhe systematisch. Sie können die Strümpfe nach dem Waschen auf links drehen und mit einem desinfizierenden Spray besprühen. Auch Schuhe und Pantoffeln können eingesprüht werden.
- Tragen Sie atmungsaktive Strümpfe. Wechseln Sie Ihre Strümpfe täglich und waschen sie bei 60 °C.
- Tragen Sie nicht jeden Tag dieselben Schuhe. Tragen Sie besonders im Sommer Sandalen oder Pantoffeln, bei denen die Zehen frei sind, und ansonsten atmungsaktive Schuhe.
- Lüften Sie die Schuhe nach dem Tragen, lassen Sie sie trocknen, falls sie feucht geworden sind.

Der Tipp aus der Wissenschaft: Ozonisiertes Olivenöl

Die Ozonide

Die Carstens-Stiftung förderte von 1997 bis 2000 ein Forschungsprojekt des deutschen Chemikers Dr. Gerhard Steidl zur Wirkung und Wirksamkeit von ozonisierten Ölen. Untersucht wurde vor allem der Einfluss der Öle auf Pilz- und Tumorzellen.

Herstellung von Ozoniden

Zur Herstellung ozonisierter Öle wird Luftsauerstoff in Ozon umgewandelt und geht dann mit ungesättigten Pflanzenölen eine chemische Verbindung ein. Das Produkt aus dieser Reaktion ist ein so genanntes Ozonid (Aktivsauerstoff). Ozonide sind also sauerstoffreiche Substanzen, die durch eine Verbindung aus einem natürlichen Öl und Ozon entstehen (Öl + Ozon = Ozonid). Zur Information: Ozon ist ein aus drei Sauerstoffatomen bestehendes Molekül.

Steidl nannte das ozonisierte Öl in Anlehnung an die enthaltenen Öle (Rizinus- und Olivenöl) „Rizol".

Aerobe und anaerobe Keime

Man geht davon aus, dass Ozonide eine hemmende bzw. abtötende Wirkung auf anaerobe Keime, wie zum Beispiel Candida-Pilze, Bakterien und Parasiten haben.
Aerobe Keime vermehren sich unter Verwendung von Sauerstoff. Sie unterscheiden sich von **anaeroben** Keimen, die unter Sauerstoffmangel leben. Sind Keime anaerob, ist Sauerstoff eine wirksame Behandlungsstrategie: Durch die Zufuhr von Sauerstoff wird ihnen die Existenz „schwergemacht".
Vermutlich greift der Aktivsauerstoff nicht nur die anaeroben Keime an, sondern stärkt auch die Immunabwehr allgemein. Denn unser Immunsystem braucht Sauerstoff, um seine Abwehraufgaben gut erledigen zu können.
Zur weiteren Verstärkung der Wirkung der ozonisierten Öle werden dem Rizol-Rohstoff ätherische Öle und Bitterstoffe beigefügt, die eine ei-

gene keimmindernde oder pilzhemmende Wirkung haben. Solche Öle sind z. B. Teebaumöl, Nelkenöl, Wermutöl, Walnussöl, Beifußöl, Geraniumöl, Schwarzkümmelöl oder Weihrauchöl. Rizol gibt es in zahlreichen Rezepturen.

Eine lange Tradition

Ozonide haben eine lange Tradition. Vor allem in der ersten Hälfte des 20. Jahrhunderts wurden zahlreiche erfolgreiche Anwendungen veröffentlicht. Sie zeigten eine gute Wirksamkeit gegen Bakterien und Pilze, gegen innere und äußere Infektionen, auch zur Wundheilung nach Operationen oder bei Verbrennungen. Die Verträglichkeit erwies sich allgemein als sehr gut. Durch den Vormarsch der Antibiotika in den 1950er Jahren gerieten sie jedoch in Vergessenheit.

Die Rizolstudien

In den geförderten Studien wurde an menschlichen Zellkulturen untersucht, wie Rizol wirkt. An diesen Untersuchungen waren neben dem

Institut für Biochemie der Universität Erlangen auch Forschergruppen der Universitäten Tübingen und Mainz beteiligt.

Apoptose und Nekrose

Allgemein und vereinfacht dargestellt gilt Folgendes: Werden Zellen durch toxische Konzentrationen eines Stoffes geschädigt, stellt sich zunächst ein zellhemmender Effekt ein. Bei steigender Dosis sterben die Zellen ab. Dies kann auf zwei Arten geschehen: durch Apoptose oder durch Nekrose. Die Apoptose, der so genannte programmierte Zelltod, folgt einem genetisch festgelegten Programm. Sie wird auch als „physiologischer Untergang" der Zellen bezeichnet. Sterben die Zellen durch Nekrose, d. h. nicht wie bei der Apoptose quasi „selbstbestimmt", sondern durch die toxische Wirkung einer Substanz (z. B. Säuren), handelt es sich um einen „pathologischen Untergang" von Zellen.
Unter dem Einfluss von Rizol reagierten die getesteten Zellen bei Überschreiten einer gewissen Konzentration offensichtlich mit Apoptose, was zu einer „sauberen" Beseitigung der abgestorbenen Zellen führte.

Besonderheit bei Pilzinfektionen

Diese Ergebnisse sind im Hinblick auf den Einsatz der Ozonide zur Bekämpfung von Pilzen (z. B. Candida albicans, Trichophyton rubrum) wichtig:
Man kann davon ausgehen, dass z. B. Zellen in Randgebieten von Hautpilzinfektionen vorgeschädigt sind und deshalb empfindlicher reagieren als gesundes Gewebe. Ein Präparat aus ozonisierten Pflanzenölen könnte den letzten Anstoß für einen programmierten Zelltod (Apoptose) geben und zusätzlich zur pilzabtötenden Wirkung einen Abräumeffekt unter Verschonen des gesunden Gewebes erzielen.

* * *

Die Wirksamkeit von Rizol wurde nicht in klinischen Studien getestet. Zahlreiche Erfahrungsberichte zeigen aber gute Erfolge und sehr gute Verträglichkeit.
Wie alle anderen Heilmittel gegen Nagelpilz muss auch Rizol über einen längeren Zeitraum (über mehrere Monate) konsequent angewendet werden.

Die verschiedenen Rizol-Rezepturen gibt es als so genannte Apothekenrezepturen, die auf Rezept verordnet werden. Sie sind z. B. in der Röthelheim-Apotheke in Erlangen (Tel. 09131/ 35554) und der Klösterl-Apotheke in München, (Tel. 089/54343211) erhältlich.

Anwendung (äußerlich) bei Nagelpilz: Das Rizol-Öl wird 2 x täglich in purer Form aufgetragen. Da es verschiedene Rizol-Rezepturen gibt, sollte ein naturheilkundlicher Therapeut entscheiden, welche Variante im Einzelfall sinnvoll ist.

Sanfte Begleittherapie

Neben den chemisch-synthetischen Anti-Pilzmitteln und den Ozoniden stehen zur Behandlung des Nagelpilzes auch die Homöopathie und die Pflanzenheilkunde zur Verfügung. Bei beginnendem oder schwach ausgebildetem Nagelpilz sind diese häufig erfolgversprechend, in jedem Fall kostengünstig und vor allem nebenwirkungsarm.
Bei schwererem Befall können sie zusätzlich angewendet werden. Dies sollte mit einem gegenüber der Naturheilkunde und Komplementärmedizin aufgeschlossenen Hautarzt besprochen werden. So kann ein Gesamttherapieplan entstehen, in dem die einzelnen Elemente gut aufeinander abgestimmt und auch für eine längere Behandlungsphase gut umzusetzen sind.

Bitte beachten Sie, dass nicht jedes Mittel bei jedem gleichgut anschlägt. Manchmal ist es nötig, verschiedene Mittel zu testen, bis sich eine Besserung einstellt.

Homöopathie

Grundregeln

Die Grundregel der Homöopathie, die so genannte **Ähnlichkeitsregel**, wurde von dem Apotheker, Chemiker und Arzt Samuel Hahnemann formuliert. Sie lautet: „Similia similibus curentur – Ähnliches möge durch Ähnliches behandelt werden“. Dies bedeutet, dass im Krankheitsfall Arzneimittel eingesetzt werden, die beim Gesunden ähnliche Beschwerden oder Auffälligkeiten hervorrufen. Um die Wirkung am Gesunden zu testen, wird durch die bewusste Einnahme einer (homöopathisch aufbereiteten) Substanz in der so genannten **Arzneimittelprüfung** ermittelt, welche Phänomene das Mittel erzeugt. Im Krankheitsfall werden die herausragenden Symptome gewichtet und nachfolgend ermittelt, welches Arzneimittel in seinem **Arzneimittelbild** der individuellen Symptomatik am ähnlichsten ist.

Ein einfaches Beispiel für diese Vorgehensweise ist die Brennnessel. Sie wird als homöopathisches Arzneimittel bei genau den Beschwerden verwendet, die sie selbst erzeugt: bei brennenden, juckenden Bläschen auf der Haut.

Neben der Ähnlichkeitsregel ist ein wesentliches Kennzeichen der Homöopathie das Verarbeitungsverfahren: Um Nebenwirkungen der (mitunter giftigen) Ausgangssubstanzen zu mindern und die Heilkraft zu steigern, entwickelte Samuel Hahnemann eine eigene Verarbeitungsform: die so genannte Dynamisierung oder **Potenzierung**. Dafür wird der eigentliche Arzneistoff mit einem Trägermittel (Milchzucker, Alkohol, Wasser) stufenweise verarbeitet, wobei jede Stufe nach einem bestimmten Schema rhythmisch verschüttelt oder verrieben wird, bevor man sie weiterverarbeitet.
Die Potenzen der D-Reihe (Dezimalpotenzen) werden in Zehnerschritten, die Potenzen der C-Reihe (Centesimalpotenzen) in Hunderterschritten verarbeitet. Eine D3 bedeutet, dass die Ausgangssubstanz 3 x im Verhältnis 1:10 (1 Teil Ausgangssubstanz, 9 Teile Lösungsmittel) verarbeitet wurde, die D30 entsprechend 30 x im Verhältnis 1:10. Eine C30 Potenz ist eine Arznei, bei der die Ausgangssubstanz in 30 Schritten im Verhältnis 1:100 (1 Teil Ausgangssubstanz, 99 Teile Lösungsmittel) verarbeitet wurde.

Darreichungsformen

Homöopathische Arzneimittel werden als Tropfen, Verreibungen, Tabletten, Streukügelchen und Injektionslösung angeboten. Für die Selbstbehandlung eignen sich Tropfen, Tabletten und Streukügelchen (Globuli), letztere insbesondere in der Kinderheilkunde. Die Globuli bestehen aus Rohrzucker und schmecken daher süß. Die Arzneimittel werden in Einzelgaben verabreicht, je nach Darreichungsform in folgenden Mengen:

Darreichungsform	Fachbezeichnung	Menge
Streukügelchen	Globuli (Glob.)	3–5 Streukügelchen
Tablette	Tabuletta (Tabl.)	1 Tablette
Tropfen, Flüssigkeit	Dilutio (Dil.)	5 Tropfen
Achtung! Bei Kindern wegen des Alkohols keine Tropfen verwenden.		

Allgemeine Hinweise zur Einnahme von Homöopathika

- Es wird empfohlen, die Medikamente nicht von einem Gold- oder Silberlöffel einzunehmen, sondern von einem Stahl-, Porzellan- oder unbehandelten Holz- oder Hornlöffel.

- Da die Wirkstoffe der Arzneien über die Mundschleimhaut aufgenommen werden, sollte man sie möglichst lange im Mund behalten und nicht gleich herunterschlucken. Alkoholhaltige Tropfen können mit etwas Wasser vermischt eingenommen werden.
- Nehmen Sie 15 Minuten vor und nach der Arzneimitteleinnahme nichts in den Mund.
- Bewahren Sie die Arzneimittel vor Licht und Hitze geschützt auf.
- Man geht davon aus, dass bestimmte Stoffe die Wirkung der homöopathischen Arzneien beeinträchtigen oder verhindern (antidotieren) können. Daher wird empfohlen, auf koffeinhaltige Getränke (z. B. Kaffee, Cola), auf Pfefferminz- und Kamillentee zu verzichten. Ebenso ist es ratsam, Präparate, die Kampfer, Menthol oder andere ätherische Öle enthalten (z. B. Erkältungsbäder, Hustenbalsam, Kaugummis, mentholhaltige Zahnpasta) zu vermeiden.
- Sie können alle Mittel, die Ihnen in anderem Zusammenhang zur Einnahme verschrieben worden sind, weiter einnehmen. Ihre Wirkung wird durch die Homöopathika nicht beeinträchtigt.

Homöopathische Begleitbehandlung

Beim Nagelpilz können Sie die Homöopathie unterstützend einsetzen. Folgende Mittel haben sich unter den angegebenen Besonderheiten in der Praxis bewährt:

Mittel	Symptome/Besonderheiten
Silicea D12	Die sehr weichen Nägel sind gespalten und deformiert, häufig auch mit weißen Tupfen versehen. Sie krümeln beim Schneiden. Es kommt immer wieder zu Nagelpilzinfektionen und Nagelbettentzündungen. Daneben bestehen Hühneraugen und Überbeine. Auffallend sind die kalten, schweißigen Füße, sogar nachts im Bett. Der Stuhlgang ist kleinknotig, wie Schafskot, und schlüpft wieder in den After zurück.
Sepia D12	Die Nägel blättern sehr leicht ab, sind deformiert, spröde, verdickt und gelblich verfärbt. Sie leiden unter kalten Füßen und einem beißenden Schweißgeruch.
Dosierung und Anwendung: Als Kur (dreiwöchige Einnahme, einwöchige Pause) 2 x täglich einnehmen. Erfahrungsgemäß dauert die Behandlung mehrere Monate.	

Mittel	Symptome/Besonderheiten
Antimonium crudum (= Stibium sulfuratum nigrum) D12	Die Nägel sind sehr stark verdickt, es haben sich Längsspalten gebildet. Sie leiden unter immer wieder kehrenden Dornwarzen. Auffallend ist auch die kräftige Schwielenbildung.
Graphites D 6	Schrunden an Haut-/ Schleimhautübergängen und ein honigartiges Sekret bei Verletzungen sind neben den abblätternden Nägeln ein Leitsymptom. Die Nägel sind (schwärzlich) verfärbt. Es bestehen häufig Gallenbeschwerden und eine Darmträgheit ohne Stuhldrang.
Thuja D 6	Eingewachsene Nägel, gespaltene, rillige Nägel, die auffallend schnell wachsen, lassen an den Lebensbaum denken. Einseitige Schweiße und eine Auslösung/ Verschlimmerung der Beschwerden nach Impfungen sind Bestätigungssymptome.
Dosierung und Anwendung: Als Kur (dreiwöchige Einnahme, einwöchige Pause) 2 x täglich einnehmen. Erfahrungsgemäß dauert die Behandlung mehrere Monate.	

Äußerliche Maßnahmen

Zur äußerlichen Behandlung sind zwei Maßnahmen empfehlenswert:

- Nägel 2 x tgl. mit **Calcium fluoratum-Salbe** (Schüßler Salz Nr. 1, DHU) einreiben.
- Ebenfalls sehr bewährt in der praktischen Anwendung ist das spagyrische Arzneimittel **Demyc spag. Peka N Tropfen**. Es wird regelmäßig und längerfristig auf die Nägel aufgebracht.

Diese äußerliche Behandlung kann auch im Wechsel durchgeführt werden, z. B. morgens Demyc-Tropfen, abends Calcium fluoratum-Salbe.

Heilpflanzen

Kamille

Die Kamillenblüten enthalten verschiedene interessante Wirkstoffe, die die Kamille zu einem besonders wichtigen Baustein (als Tee und Tinktur) in der Hausapotheke machen, da sie außerordentlich vielseitig einsetzbar ist. Zu nennen sind als Inhaltsstoffe ätherisches Öl, vor allem mit den Bestandteilen Chamazulen und Bisabolol, außerdem Farbstoffe (Flavonoide) und Schleimstoffe.

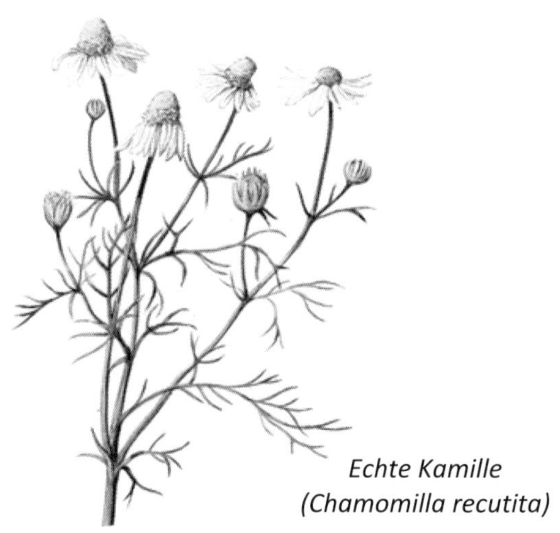

Echte Kamille (Chamomilla recutita)

Das ätherische Öl der Kamille wirkt entzündungswidrig, antiinfektiös, antibakteriell und krampflösend. Die gelben Farbstoffe (Flavonoide) haben eine günstige Wirkung auf die feinen Blutgefäße. Sie steigern die Durchlässigkeit der Gefäßwände und verbessern damit die Durchblutung, was der Wundheilung zu Gute kommt. Im Tee sind mehr Schleimstoffe enthalten, im alkoholischen Auszug deutlich mehr ätherisches Öl. Möchte man daher vor allem von der Wirkung des ätherischen Öls profitieren (und dies ist bei Nagelpilz der Fall), ist es ratsam, den alkoholischen Auszug zu verwenden.

Vorsicht! Wie bei vielen Korbblütlern kann es zu allergischen Reaktionen kommen. Daher sollte vor der ersten Anwendung ein Tropfen der Tinktur in die Ellenbogenbeuge getropft werden, um zu beobachten, ob dies zu einer lokalen oder systemischen Reaktion führt.

Die Kamille ist keine „Anti-Pilzpflanze" im engeren Sinne. Dennoch hat sie verschiedene Wirkungen bei der äußerlichen Anwendung, die in unserem Zusammenhang interessant sind: antibakteriell, antiviral und – wenn auch in geringerem Umfang – antimykotisch (pilzhemmend),

aber eben auch entzündungshemmend, wundheilungsfördernd, immunstimulierend und desodorierend.
Ganz allgemein ist die Kamille eine wichtige Heilpflanze für äußerliche Erkrankungen – das kennen Sie sicherlich. Sie wird eingesetzt als Sitzbad nach Entbindungen, zum Inhalieren bei Atemwegsinfekten, als „Rollkur“ mit Kamillentee bei Magenschleimhautentzündung. Immer geht es darum, die Haut oder Schleimhaut mit Kamille zu benetzen, um Keime zu reduzieren, die Entzündung einzudämmen und die Wundheilung zu fördern. Dies kann man sich, auch bei Nagelpilz, als unterstützende Maßnahme zunutze machen.
Einfach in der Handhabung und noch wirkungsvoller als der reine Tee ist das Präparat Kamillosan®, das es als alkoholischen Auszug (Konzentrat, Wund- und Heilbad), aber auch als Salbe gibt. In den Präparaten sind die Wirkstoffe der Kamillenblüten (*Chamomilla recutita*) enthalten, hier einer speziellen Kamillensorte, die für das Präparat gezüchtet wurde. Verwendet werden die Blütenköpfchen.

Tipps für die Anwendung
Kamillosan (alkoholischer Kamillenauszug, sehr hautfreundlich, auch bei kleinen Wunden) in ein Tinkturfläschchen (Apotheke) mit Schraubdeckelpinsel füllen. Befallene Nägel und Zehen mehrmals täglich einpinseln, mindestens ein Jahr lang, bis die Nägel normal nachgewachsen sind. Danach genügt die Anwendung morgens und abends.
Um Rückfälle zu vermeiden, Anwendungen morgens und abends längere Zeit fortsetzen.

Wichtig ist die lange Nachbehandlung: Auch wenn man äußerlich nichts mehr sieht, sollte weiterbehandelt werden (mindestens 8–12 Wochen), da sich der Pilz gerne in Haut-/ Nagelspalten zurückzieht und bei passender Gelegenheit wieder „aufblüht“!

Ringelblume

Die Ringelblume (*Calendula officinalis*) ist eine sehr sanfte Heilpflanze. Dies sieht man daran, dass sie in zahlreichen Pflegeprodukten für die zarte Babyhaut enthalten ist. Auch gibt es ein geringes Allergierisiko.
Ringelblumenblüten enthalten Flavonoide, karotinverwandte Farbstoffe (Betacarotin, Lycopin,

Xanthophylle), Seifenstoffe, Bitterstoffe, Schleimstoffe und geringe Mengen ätherisches Öl. Ringelblumenblüten wirken regenerierend, entzündungswidrig, wundheilungsfördernd, granulationsfördernd (d. h. die Hautbildung nach Verletzung fördernd). Außerdem wird eine antiödematöse (gegen Gewebeschwellung gerichtete) Wirkung wie auch eine mindernde Wirkung auf Bakterien, Pilze und Viren beschrieben.

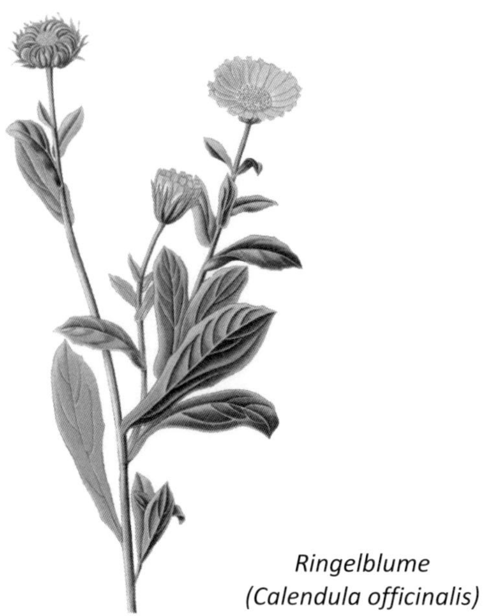

Ringelblume (Calendula officinalis)

Calendula wird in der Pflanzenheilkunde in Form der verdünnten Tinktur zum Auswaschen von offenen Wunden verwendet, als Auflage für offene Wunden und als Salbe. Mit Ringelblumentinktur kann man bei offenen, auch blutenden Wunden den Mundraum spülen
Im Zusammenhang dieses Ratgebers ist der Einsatz von Ringelblume als Fußbad oder auch als Salbe sinnvoll, um die Neubildung der Haut anzuregen und auch um die Haut nach den eher aggressiveren oder austrocknenden Anwendungen mit den ätherischen Ölen zu pflegen.

Ringelblumen-Fußbad

500 ml kochendes Wasser auf 4 EL Ringelblumenblüten (Apotheke) gießen und zugedeckt ziehen lassen, bis es lauwarm ist. Durch ein Sieb in eine kleine Wanne gießen, so dass die Füße bedeckt sind und 60 ml Apfelessig dazugeben (z. B. den mit ätherischen Ölen angereicherten Apfelessig von Seite 64). Die Füße sollten 2 x täglich je 20 Minuten darin baden.

Ätherische Öle

Ätherische Öle sind eine spezielle Inhaltsstoffgruppe der Heilpflanzen. Unter Ätherisch-Öl-Drogen versteht man Pflanzen, die diese Stoffe in besonders hohem Maße enthalten. Ätherische Öle sind leicht flüchtig und für den charakteristischen Geruch vieler Pflanzen verantwortlich. Das heißt zunächst: Alle Gewürzpflanzen und viele stark riechende Pflanzen haben einen hohen Gehalt an ätherischen Ölen. Man unterscheidet die ätherischen von den fetten Ölen der Samen und Früchte, also von Olivenöl, Sonnenblumenöl usw.

In der Pflanze sind ätherische Öle in Blüten, Blättern, Stängeln, Früchten, Wurzeln und Rinden enthalten. Sie stellen einen Schutz für die Pflanze selbst dar, dienen der Abwehr von Fraßfeinden und befinden sich, um die Pflanze selbst nicht anzugreifen, in separaten Strukturen (z. B. in speziellen Haaren, Schuppen, Kanälen). Ätherische Öle sind immer interessant, wenn man etwas gegen Parasiten – wie z. B. Pilze – unternehmen möchte. Aus gutem Grund finden sich in einer Vielzahl von Insektenvertreibungsmitteln, Hautlotionen, Läuseshampoos, Zeckenmitteln oder Mottenkugeln etwa Lavendel-, Beifuß-, Kampfer- oder Zedernöl, um nur einige Beispiele zu nennen.

Vorsicht! Ätherische Öle sind stark konzentrierte Wirkstoffe, bei denen es sehr leicht zu Überdosierungen kommen kann. Daher gilt im Umgang und der Dosierung immer besondere Vorsicht!
Wer eine empfindliche Haut hat oder zu allergischen Reaktionen neigt, sollte das Öl zunächst an einer gesunden Hautstelle testen, um die Verträglichkeit zu überprüfen.

Innerliche und äußerliche Anwendung

Eine besondere Eigenschaft erklärt, warum ätherische Öle und alle Präparate, die ätherische Öle enthalten (Hautöle, Erkältungsbalsame, Badezusätze etc.) so gerne für die äußerliche Anwendung eingesetzt werden: Ätherische Öle sind fettlöslich. Dies ermöglicht eine Passage durch Haut, Schleimhäute und Zellmembranen, wodurch sie sich im gesamten Organismus ausbreiten können. Denn Zellmembranen haben eine Fettschicht und können von fettlöslichen Substanzen durch Diffusion durchdrungen werden.

Bei einem Nagelpilz können wir also Fußbäder mit ätherischen Ölen anwenden – und auch die reinen ätherischen Öle verwenden –, so dass diese Wirkstoffe nicht an der Oberfläche bleiben, sondern quasi in das Innere des Fußes und unter den Zehennagel wandern. Diese Methode funktioniert „von außen nach innen".
Gleichzeitig ist eine Ernährung mit Gewürzen immer dann sinnvoll, wenn man die keimmindernden Effekte der ätherischen Öle auch „von innen nach außen" nutzen möchte. Hier nämlich werden die ätherischen Öle über das Blut im Körper verteilt und wandern durch ihre Fähigkeit, die Zellwände zu durchdringen, auch bis in die Haut. Wenn weiter unten eine „Anti-Pilzdiät" empfohlen wird, die auch Gewürze enthält, dann aus genau diesem Grund: weil pflanzliche Inhaltsstoffe wie die ätherischen Öle über die Nahrung eine heilsame Wirkung auf den gesamten Organismus haben.
In diesem Kapitel finden Sie einige ätherische Öle, die bei der Behandlung von Nagelpilz eine besondere Rolle spielen und z. T. auch in den Rizol-Rezepturen enthalten sind.

Praktische Hinweise für die Anwendung

Da ätherische Öle fettlöslich sind, lösen sie sich nicht in Wasser. Dies hat Konsequenzen für die Anwendung. Möchte man ätherische Öle bei einer Nagelpilzerkrankung als Badezusatz verwenden, müssen sie zunächst emulgiert werden. Dies geht am besten, wenn man einige Tropfen in etwas Milch oder Sahne gibt und verrührt. (Der andere, gängige Weg, ätherische Öle als Badezusatz zu verwenden, ist das Verrühren in Honig. Dies ist aber bei einem Befall mit Nagelpilz aufgrund des Zuckergehalts eher ungünstig.)

Wenn Sie das reine ätherische Öl benutzen, verdünnen Sie es mit etwas Wasser, da es beim Betupfen der befallenen Areale zu Hautreaktionen kommen kann und das Öl bei manchen Menschen die Haut austrocknet.

Tipps für die Anwendung

Ein Wattepad mit Wasser anfeuchten, einen Tropfen Öl daraufgeben und die Nägel dreimal täglich mit dem Pad einreiben. Eine Besserung sollte sich bereits nach einem Behandlungszeitraum von zwei bis drei Wochen einstellen.

Teebaumöl

Teebaumöl ist ein sehr gutes Öl gegen alle möglichen Pilze, auch gegen Fußpilz, daher sollte es in keinem Haushalt fehlen und wird hier besonders ausführlich beschrieben.

Herkunft

Der volkstümliche Begriff „Teebaum" bezeichnet 150 Strauch- und Baumsorten, die zu den Myrtengewächsen gehören. Zu dieser Familie gehören auch Cajeput, Manukateebaum, Kanukateebaum und Niaouli.

Der Name „tea tree" wurde von dem englischen Botaniker Joseph Banks geprägt, der 1770 Kapitän Cook auf seiner Entdeckungsreise nach Australien begleitete. Banks konnte beobachten, wie die Ureinwohner Teebaumblätter und -rinde verarbeiteten. So ließ auch Cook einen Sud aus Teebaumblättern zubereiten, der einerseits als Teeersatz für die Mannschaft diente, andererseits zur äußerlichen Behandlung von Hauterkrankungen eingesetzt wurde, die infolge des Vitaminmangels auf See aufgetreten waren.

Der Teebaum (*Melaleuca alternifolia*) wächst nur in einem relativ begrenzten Areal Australiens und der Subtropen. Die Pflanze ist außerordentlich widerstandsfähig und krankheitsresistent.

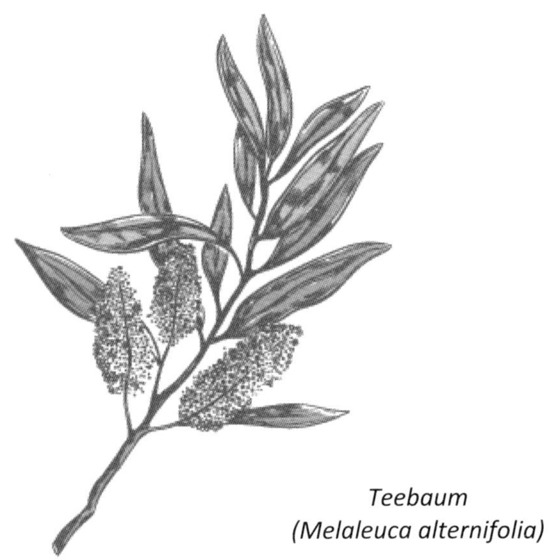

Teebaum
(Melaleuca alternifolia)

Gewinnung des Öls

Zu medizinischen Zwecken werden die Blätter geerntet und über Wasserdampf destilliert, wodurch sich eine hellgelbe, wasserlösliche Ölessenz mit dem charakteristischen würzig-strengen Duft absetzt. Dieses ätherische Öl wurde erstmals 1817 von einem australischen Apotheker in einer Sydneyer Tageszeitung angeboten, insbesondere zur Behandlung der dort häufig auftretenden Schlangenbisse.

Verbreitung

Während Teebaumöl noch im Zweiten Weltkrieg zur Erste Hilfe-Ausrüstung aller in den Tropen stationierten britischen und australischen Soldaten gehörte, geriet das Öl mit dem Siegeszug der Antibiotika in den 1950er Jahren in Vergessenheit. Zu neuer Beliebtheit gelangte das Teebaumöl in den 1980er Jahren durch die Suche nach Alternativen zu Antibiotika und sanfteren Maßnahmen, die auch präventiv eingesetzt werden können.

Wirkstoffe

Die Blätter des Teebaums enthalten eine ganze Reihe von natürlich aktiven Wirkstoffen. Als der wichtigste wird Terpinen-4-ol angesehen. Dieser Wirkstoff wirkt antibakteriell, antiviral, pilzhemmend und pilztötend. Das ätherische Öl kann durch die Nagelschicht eindringen und die Vermehrung des Pilzes stoppen.

Verbraucherhinweise

Im Laufe der letzten Jahre ist eine Vielzahl von Ölen und Produkten mit der Bezeichnung „Teebaumöl" auf dem Heilmittel- und Naturkosmetikmarkt erschienen. Viele dieser Produkte sind offenbar „gepantscht" oder verwässert, so dass sie nicht die typischen Heilwirkungen aufweisen. Es handelt sich um Öle niederer Qualitätsstufen.

Die höchste Qualitätsstufe ist das Öl aus kontrolliert biologischem Anbau (kbA) bzw. aus Wildsammlung (WS). Hinweise auf die Qualität geben auch die Anteile der Hauptbestandteile, die auf den Produkten selbst oder in den beigefügten Produktbeschreibungen enthalten sein sollten. So sollte Terpinen-4-ol, das für die Heilwirkung verantwortlich ist, mindestens 30 % betragen. Cineol, auch Eukalyptol genannt, sollte möglichst unter 5 % liegen, da es zu Schleimhautreizungen führen kann.

Achtung! Teebaumöl ist maximal ein Jahr haltbar. Es ist wichtig, das Fläschchen nach Gebrauch sofort wieder zu verschließen und luft- und lichtgeschützt aufzubewahren. Das Öl reagiert schnell mit der Luft und kann dann zu allergischen Reaktionen führen.

Studienlage

Über die Nagelpilz-Behandlung mit Teebaumöl wurden bereits mehrere Studien durchgeführt, die eine Wirksamkeit belegen. In einer Vergleichsstudie zu einer Lösung mit Clotrimazol konnte Teebaumöl eine vergleichbare Wirksamkeit bei Nagelpilz zeigen.

Thymianöl

Thymian ist ein wichtiger „Allrounder" in der Heilpflanzenkunde. Er wirkt keimmindernd und ist daher bei den verschiedensten Erkrankungen, die durch Krankheitserreger verursacht werden, von Vorteil.

Herkunft und Inhaltsstoffe

Der Thymian, dessen Name sich vermutlich vom griechischen *thymein* (= räuchern) ableitet, wurde historisch vor allem als Hustenpflanze und als allgemein reinigende Pflanze beschrieben. Verwendet wird das Kraut, d. h., die abgerebelten Blätter und die Blüten. Wirksamer Inhaltsstoff ist vor allem das ätherische Öl, außerdem Bitterstoffe und Gerbstoffe.

Vom Thymian gibt es unterschiedliche Chemotypen. Der Thymian Linalool ist ein milder Typ, der allgemein gut verträglich ist.

Der Thymian Thymol ist wegen seines hohen Anteils an Thymol deutlich stärker wirksam, sollte aber mit besonderer Vorsicht und nicht bei Schwangeren und Kindern angewendet werden.

Wirkung und Anwendung

Thymian wirkt äußerlich antimikrobiell, d. h. hemmend auf viele Krankheitserreger und Mikroorganismen wie Bakterien, Hefen oder Schimmelpilze. Innerlich wird er arzneilich vor allem bei Atemwegserkrankungen eingesetzt.
In der Küche wird er als verdauungsförderndes Gewürz, z. B. bei Schwerverdaulichem wie Würsten oder fettem Fleisch, verwendet. Die antimikrobielle Wirkung nutzte man ursprünglich bei der Wurstzubereitung für die Haltbarmachung.
In der äußerlichen Anwendung kennt die Volksheilkunde Thymian als Mittel für einen Umschlag bei Quetschungen und Verrenkungen und als Badezusatz. Die Anwendung zur Anti-Pilz-Behandlung beruht auf der keimtötenden Wirkung des Thymols.

Nelkenöl

Herkunft und Inhaltsstoffe

Gewürznelken kennt man vom Rotkohl, aus der Weihnachtsbäckerei und aus indischen Gewürzmischungen.
Nelken sind das volksheilkundliche Mittel gegen Zahnschmerzen. So wurde früher auf einer Nelkenknospe gekaut, heute wird der schmerzende Zahn mit Nelkenöl betupft. Weil die Knospen an handgeschmiedete Nägel erinnern, wurden sie als „Nägelein“ bezeichnet, woraus sich der heutige Name „Nelke“ entwickelte.
Nelkenöl ist eines der wichtigsten Desinfizienzien der Volksmedizin – und vermutlich ist die Anwendung in der Küche nicht zuletzt auf diese Eigenschaft zurückzuführen.
Wirksame Inhaltsstoffe von Nelkenknospen sind vor allem das ätherische Öl mit Eugenol als Hauptkomponente, außerdem Flavonoide, Pflanzensäuren und kleine Mengen an Phytosterolen.

Wirkung und Anwendung

Die Wirkung von Nelken ist entzündungshemmend, antibakteriell, antifungal, antiviral, lokal

betäubend und krampflösend. In konzentrierter Form ist Nelkenöl schleimhautreizend.
Die keimmindernde Wirkung der Nelken wurde bereits im Mittelalter eingesetzt. In den Zeiten von Pest und Cholera trugen Ärzte Nelkenketten um den Hals, hielten Nelken zwischen den Lippen oder im Mund oder kauten Nelken, wenn sie ihre Krankenbesuche machten.

Achtung! Das in den Nelken enthaltene Eugenol kann Allergien auslösen!
Da Nelkenöl uterustonisierend wirkt, sollten Schwangere es nicht anwenden!

Bei Verwendung von Nelkenöl kommt es zu einer gelblichen Verfärbung des Nagels, was aber nicht schlimm ist. Sie sollten den Nagel von Zeit zu Zeit mit Schleifpapier nachbearbeiten.
Mischen Sie Nelkenöl immer mit anderen ätherischen Ölen für die Anwendung. Nelkenöl alleine ist zu intensiv!

Lavendelöl

Herkunft und Inhaltsstoffe

Lavendel kennen wir vom Lavendelsäckchen aus dem Wäscheschrank – hier wird er zur Abwehr

von Parasiten, insbesondere von Kleidermotten eingesetzt. Außerdem ist er uns aus Parfümen und Ölen bekannt. Die französische Küche, vor allem die Küche der Provence, verwendet Lavendel als Gewürz.
Wirksame Inhaltsstoffe sind vor allem das ätherische Öl mit Kampfer, Linalool, Cineol (wie im Rosmarin) und Umbelliferon (wie im Liebstöckel).
Es gibt verschiedene Arten, z. B. den hier beschriebenen echten Lavendel (*Lavandula officinalis*), aber auch den Speiklavendel oder Lavandin (*Lavandula hybrida*), eine Kreuzung verschiedener Lavendelarten.

Wirkung und Anwendung

Die Wirkung von Lavendelöl ist beruhigend, entspannend und auch entzündungsmindernd. Es wird innerlich und äußerlich vor allem bei Unruhe und zur Entspannung angewandt, zudem setzt man es äußerlich bei Verbrennungen und Insektenstichen, in Waschungen und Auflagen bei schlecht heilenden Wunden ein. Ein weiterer wichtiger Anwendungsbereich ist die Abwehr von Parasiten. Angenehm ist – insbesondere im Vergleich zu den anderen, hier genannten ätherischen Ölen, die ja zum Teil einen sehr markanten Eigengeruch haben – der typische Lavendelduft, der auch im Hinblick auf die Behandlung eines Nagelpilzes ein großes Plus darstellt, ob nun als alleiniges Öl oder als Bestandteil einer Ölmischung.

Mischungen gegen Nagelpilz

In der Pflanzenheilkunde ist es ganz allgemein empfehlenswert, verschiedene Heilpflanzen zu kombinieren. Dies gilt auch für ätherische Öle. Dafür sprechen vor allem zwei Gründe:

1. Mit einer Mischung aus ätherischen Ölen wird ein breiteres Wirkspektrum erzielt. Nicht selten unterstützen und ergänzen sich verschiedene ätherische Öle untereinander.
2. Mit einer breiter gestreuten und weniger gezielten Wirkung werden auch spezifische Nebenwirkungen eines einzelnen Öles reduziert.

Mischungen mit den bisher genannten Ölen

Die Aromaexpertin Gisela Hillert hat uns folgende Mischungen zur Verfügung gestellt. Sie sind vor allem beim beginnenden und schwach ausgeprägten Nagelpilz einen Versuch wert.

Tipps für die Anwendung

Mischen Sie folgende Öle in einer Tropfflasche aus braunem Glas (Apotheke):

3 Tropfen Teebaum
3 Tropfen Nelkenknospe
10 Tropfen Lavendel fein
2 Tropfen Thymian Thymol
30 ml Jojobawachs (als fettes Trägeröl)

Mischung für Schwangere und Kinder
(Achtung: Bitte in jedem Fall Rücksprache mit einer Fachperson halten!)

3 Tropfen Teebaum
3 Tropfen Manuka oder Rosengeranie
10 Tropfen Lavendel fein
2 Tropfen Thymian Linalool
30 ml Jojobawachs (als fettes Trägeröl)

Die Nägel 2 x täglich über einen längeren Zeitraum einpinseln. Auf jeden Nagel 1 Tropfen (Großzehe 2 Tropfen) mit einem Wattestäbchen verteilen.

Anmerkung: In der Mischung für Schwangere und Kinder können Sie statt Thymian Linalool auch Manuka oder Rosengeranie (2 Tropfen) verwenden. Falls Sie keine zusätzlichen Öle verwenden wollen, lassen Sie die Nelke weg und nehmen vom Lavendel 12 Tropfen und vom

Thymian Linalool 3 Tropfen. Dann sind es auch wieder 18 Tropfen insgesamt. 18 Tropfen ätherische Öle auf 30 ml fettes Öl entspricht einer 3%-igen Mischung.

„Vierräuber-Öl"

Ein spezieller Tipp: Von einem amerikanischen Anbieter gibt es eine hervorragende, wenn auch sehr teure Mischung ätherischer Öle, die sich auf die Geschichte des „Vierräuber-Essigs" bezieht (s. u. S. 62) und die entsprechenden Heilpflanzen als Aromamischung anbietet. Es heißt Thieves Essential Oil (Young Living) und enthält die ätherischen Öle von Nelke, Zitrone, Zimt, Eukalyptus und Rosmarin.

Laut Hersteller wird 1 Tropfen Ölmischung mit 4 Tropfen Olivenöl gemischt und bei Bedarf mehrmals am Tag auf die betroffene Stelle massiert.

Auch hier gilt: Wer eine empfindliche Haut hat oder zu allergischen Reaktionen neigt, sollte das Öl zunächst an einer gesunden Hautstelle testen, um die Verträglichkeit zu überprüfen.

Essig – Ein altbekanntes Hausmittel

Essig ist ein bewährtes Hausmittel, das bereits zu Großmutters Zeiten bekannt war. Er wurde innerlich als Stärkungsmittel, als „Energiecocktail“ gegen Atemwegserkrankungen und Erkältungen oder bei Verdauungs- und Stoffwechselstörungen eingenommen. Äußerlich diente er zur Behandlung von Hauterkrankungen, Krampfadern, zum Säureschutz, für die Gesichts-, Mund- und Haarpflege.

Essig ist ein wichtiges Mittel zum Konservieren, Einmachen und Desinfizieren. Gerade in Zeiten, in denen es keine Kühlung gab, waren Möglichkeiten der Haltbarmachung und der Keimminderung von großer Bedeutung. So zieht sich die Anwendung von Essig in der Küche und in der Heilkunde durch die Geschichte.

Verantwortlich für die keimmindernden Eigenschaften ist v. a. die Essigsäure. In Essigessenz ist sehr viel Essigsäure enthalten, es handelt sich quasi um „konzentrierten Essig“. Während in normalem Essig nur 5 % Essigsäure enthalten sind, befinden sich in Essigessenz 25 % Essigsäure.

Essig bei Nagelpilz

Die äußerliche Anwendung von Essig nutzt sowohl die keimmindernden als auch die pH-Wert-regulierenden Eigenschaften des Essigs: Der natürliche Säuremantel der Haut und der Schleimhaut wird wiederaufgebaut und regeneriert. Aus diesem Grund ist die Anwendung von Essig bei Hautleiden, insbesondere bei Pilzerkrankungen, ausgesprochen sinnvoll.
Bei der Behandlung von Nagelpilz sollten Sie Folgendes beachten:

- Betupfen Sie die betroffene Stelle mit unverdünnten Obstessig.
- Die am Tag getragenen Socken (aus Naturfasern) können vor dem Waschen für eine Stunde in Essigwasser (4 Teile Wasser, 1 Teil Apfelessig) eingeweicht werden.
- Apfelessig kann als Zusatz zu Fußbädern verwendet werden.

Heilessig mit Zusätzen

Apfelessig als Grundlage

Medizinisch zu empfehlen ist der Apfelessig. Er wird aus Apfelmost oder Apfelwein gewonnen. Die Farbe variiert je nach Apfelsorte und Zubereitungsart, es gibt helle und dunkle sowie auch klare und naturtrübe Apfelessige.
Der Unterschied zwischen normalem Essig und Apfelessig: Im Apfelessig bleibt der Großteil der Inhaltsstoffe der Äpfel, aus denen er hergestellt wurde, erhalten (vor allem Kalium, aber auch Natrium, Kalzium, Fluor, Magnesium, Phosphor und Silizium, Vitamin C, Beta-Carotin, Vitamin A und B-Vitamine). Sie wirken regulierend und stärkend auf den Organismus.

Zubereitung von Heilessig mit Zusätzen

Besonders wirkungsvoll ist ein Essig mit Zusätzen von getrockneten Gewürzen oder frischen Kräutern. Die ätherischen Öle, die sich in den Gewürzen und Kräutern befinden, lösen sich aufgrund ihrer fettlöslichen Eigenschaften auch sehr gut in Essig.
Für einen Heilessig gelten folgende grundsätzliche Empfehlungen (vgl. Angerstein 1997, S. 28):

- Geben Sie auf 0,75 Liter Apfelessig 50 g getrocknete Kräuter oder 150 g frische Kräuter.
- Kräuter und andere Zusätze werden im Mörser, Fleischwolf oder Mixer so weit wie möglich zerkleinert und dann erst dem Essig zugefügt.
- Essig und Zusätze in eine weithalsige (Braunglas-) Flasche geben. Flasche gut verschließen. Bei Raumtemperatur lagern. Immer wieder zwischendrin kurz aufschütteln.
- Die Zusätze können im Essig verbleiben. Für die äußerliche Anwendung wird er durch einen Kaffeefilter abgeseiht.
- Der Essig hält sich in der geschlossenen Flasche etwa sechs Monate. Wenn man ihm (für die äußerliche Anwendung) 50 Tropfen Teebaumöl zugibt, verlängert sich die Lagerzeit auf das Doppelte.

Der „Vierräuber"-Essig

Die traditionelle Anwendung des Essigs als Konservierungs- und Desinfektionsmittel bescheinigt eine Anekdote aus dem mittelalterlichen Marseille, nach der sich dort vier Räuber vor der Ansteckung gegen die wütende Pest mit

einer Essig-Rezeptur schützten. Einem der Räuber, welche die an der Pest Verstorbenen plünderten, soll bei der Gefangennahme das Leben geschenkt worden sein, da er das Rezept des Essigs verriet. Die Kräuteressigzubereitung wurde daher als „Vierräuber-Essig" bezeichnet.
Das Rezept wird in der Literatur nicht einheitlich angegeben, mal mit Salbeiblättern, Lavendelblüten, Rosmarin und Thymian, mal mit Nelken, Rosmarin, Zimt und Zitrone.
Die hier angegebene Grundmischung ist ein „Allrounder", der gut gegen die verschiedensten Infektionen und Keime geeignet ist.

Der „Vierräuber-Essig" – Grundmischung
Je 1 Esslöffel Lavendelblüten, Thymiankraut, Salbei- und Rosmarinblätter mit einem halben Liter Apfelessig in einer gut verschließbaren und weithalsigen Flasche ansetzen und etwa 3 Wochen durchziehen lassen. Immer wieder durchschütteln.
Nehmen Sie möglichst eine dunkle Flasche, z. B. eine Joghurt- oder Schwedenmilchflasche aus dem Bioladen.

Bei Nagelpilz kann man die Grundmischung verwenden und mit Knoblauch und Nelken anreichern.

„Vierräuber-Essig“ mit Knoblauch und Nelken
Je 1 Esslöffel Lavendelblüten, Thymiankraut, Salbei- und Rosmarinblätter, 3 kleingehackte Knoblauchzehen und 3 Nelkenknospen mit einem halben Liter Apfelessig in einer gut verschließbaren Flasche ansetzen

Heilessigmischungen mit ätherischen Ölen

Gut möglich ist auch, Essig nicht mit den Heilpflanzen selber, sondern mit ätherischen Ölen anzureichern.

Bereiten Sie eine selbst angefertigte Lösung zu:
Je 1 Teelöffel Lavendelöl und Teebaumöl mit 250 ml Apfelessig ansetzen. Ggfs. noch je 5 Tropfen Thymianöl (Typ Thymian Linalool) und Nelkenöl zugeben. Da sich die ätherischen Öle nicht im Essig lösen, muss die Flasche vor jeder Anwendung gründlich geschüttelt werden.
Vorsicht: Keine Anwendung von Nelkenöl bei Schwangeren!

Der Essig kann folgendermaßen angewendet werden:

- Auf ein Wattepad geben und auf die Nägel auftragen.

- 1:1 mit Wasser verdünnen, in eine kleine Sprühflasche füllen und dann auf den betroffenen Bereich und in die Zehenzwischenräume sprühen (auch zur Fußpilz-Vorbeugung); diese Sprühflasche kann man z. B. ins Schwimmbad mitnehmen.
- Fügen Sie den Essig einem Fußbad bei (2–3 EL auf eine große Schüssel); das Wasser braucht nur knapp über die Füße reichen, es sollte warm sein. Anwendungsdauer 10 Minuten. Die Wanne anschließend heiß ausspülen und ausschließlich für den behandelten Fuß verwenden. Bei einem betroffenen Fingernagel die Dosierung entsprechend für das Handbad in einer flachen Schüssel oder einem tiefen Teller anpassen.

Die Behandlung des Nagels sollte über einen langen Zeitraum regelmäßig (1–2 x am Tag) erfolgen. Gerade wenn der Heilessig nicht pur, sondern mit Wasser verdünnt zum Einsatz kommt, handelt es sich um eine prophylaktische Anwendung, die auch bei leichtem Befall als Erstmaßnahme angewendet werden kann. Bei schwererem Befall kann sie als unterstützende Maßnahme eingesetzt werden, die mit dem Arzt abgesprochen werden sollte. Als alleinige Anwendung reicht sie nicht aus, kann jedoch einen sinnvollen Baustein im „Anti-Nagelpilz-Programm“ darstellen.

Knoblauch – Ein pflanzliches Antibiotikum

> *Ich glaube, dass Knoblauch zu unseren besten antiseptischen Heilmitteln im Allgemeinen und den antifungalen Heilmitteln im Besonderen gehört, in enger Konkurrenz mit Teebaumöl.*
> (J. A. Duke)*

In seinem Buch *The Green Pharmacy* betont der amerikanische Botaniker James A. Duke die Bedeutung des Knoblauchs und empfiehlt besonders die äußerliche Anwendung: Knoblauchzehen schälen, in einem Mixer zerkleinern und den Brei mit einem Wattepad auf die betroffene Stelle auftragen.

---

* Im Original: „I believe that garlic is among our best antiseptics in general and antifungals in particulalar, closesely rivaling teatree oil. Garlic extract is even more potent when applied externally. I know from both research and personal experience that it boosts the antifungal effectiveness of pharmaceutical antifungal drugs. Simply liquefy raw garlic in a blender and use a cotton ball or clean cloth to apply it directly to the affected area three times a day." (Duke 1997, S. 247)

Knoblauch ist wie Meerrettich, Brokkoli und Kohl ein „pflanzliches Antibiotikum“. Die Wirkung von Arzneipflanzen mit antibiotischen Eigenschaften ist vielfältig. Dabei ist nicht ein einzelner Inhaltsstoff für die Wirkung der Pflanze verantwortlich, sondern immer das Zusammenspiel vieler, teils noch unerforschter Stoffe.

Knoblauch (*Allium sativum L.*) gehört zu den Lauchgewächsen, er ist verwandt mit Zwiebeln, Schalotten, Lauch, Schnittlauch oder Bärlauch, die alle ebenfalls antibiotisch wirken, wenn auch in geringerem Maße.

Wichtige Inhaltsstoffe der Knoblauchzehe sind Alliin (in der unversehrten Zehe), ätherisches „Lauchöl“, Vitamin C und E, Eisen, Selen, Kalzium und Phosphor. Das in der ganzen, unversehrten Zehe liegende, geruchlose Alliin, eine schwefelhaltige Aminosäure, wandelt sich bei Kontakt mit der Luft in die für den typischen Knoblauchgeruch verantwortliche Substanz Allicin um.

Allicin ist für den typischen Geruch und Geschmack des Knoblauchs und der anderen Lauchgewächse verantwortlich. In der Natur schützt es die Knoblauchknolle vor Fraßfeinden, Parasiten und Pilzen.

Von dieser Funktion können wir Menschen profitieren, wenn wir Knoblauch in der Ernährung, als innerliches oder äußerliches Heilmittel einsetzen. Allicin tötet auch im menschlichen Körper pathogene Keime ab. So wirkt es gegen Pilze, Bakterien, einige Viren und Parasitenlarven. Es tötet Bakterien wie Klebsiellen, Clostridien, Salmonellen und Staphylococcus aureus, ohne die natürliche Darmflora zu schädigen. Resistenzbildungen sind durch die komplexen Wirkmechanismen kaum möglich. Dies macht den Knoblauch auch bei der Behandlung multiresistenter Keime interessant (Seidel 2017, S. 8).

Besonders interessant im Hinblick auf die pilzhemmende Wirkung ist darüber hinaus eine andere Inhaltsstoffgruppe: die so genannten Ajoene. Ajoene gehören zu den Schwefelverbindungen und sind auch dafür verantwortlich, dass Knoblauch als natürlicher Gerinnungshemmer wirkt.

Der Heilpraktiker Joachim H. Angerstein empfiehlt bei Hautpilz die innerliche und äußerliche Anwendung von Knoblauchessig. Dafür wird 0,75 Liter Apfelessig mit 150 g frischem, gepressten Knoblauch (im besten Fall Verwendung von

weißem und lila Knoblauch) gemischt und auf den befallenen Nagel getupft.
Für die „innerliche Anwendung" von Knoblauchessig (für die Küche) finden Sie auch auf den folgenden Seiten einige Tipps.

Ernährungstipps

Bei der Beschreibung der Hausmittel wurde schon klar, dass man auch über die Ernährung etwas gegen Pilzbefall tun kann. Warum nicht eine eigene Essig- oder Ölmischung mit den genannten Kräutern und dem Knoblauch regelmäßig in der Küche verwenden?
Jean Pütz, der über Jahre die „Hobbythek“ moderiert hat, hat diverse Rezepte für Knoblauchessige zu bieten, die zwar nicht arzneilich sind, aber vom Zutatenspektrum durchaus pilzhemmend wirken können (Pütz et al. 1998, S. 35f).
Für das folgende Knoblauchessig-Rezept werden frische Zutaten verwendet. Diese müssen komplett mit Essig bedeckt sein, damit sie nicht schimmeln.

Knoblauch-Essig
½ Liter Rotweinessig
3–5 Knoblauchzehen (geschält, ganz)
1 Zweig Basilikum (frisch)
1 Zweig Thymian (frisch)
1 Zweig Rosmarin (frisch)

Geben Sie die Zweige und Knoblauchzehen unzerkleinert in eine Glasflasche und gießen den Rotweinessig auf. Die Kräuter müssen bedeckt sein, bei einer kleineren Flasche können Sie die Kräuterzweige auch in kürzere Stücke schneiden – Hauptsache, die Zweige schauen nicht oben aus dem Essig heraus!
Alternativ werden 2–3 EL einer getrockneten Kräutermischung (z. B. Kräuter der Provence) verwendet. Der Essig passt besonders gut zu Feldsalat, Bohneneintöpfen und deftigen Kartoffelgerichten.

Statt der mediterranen Kräuter kann man auch eine „asiatische“ Mischung mit Zitronengras und Ingwer herstellen:

Knoblauch-Essig, Variante
½ Liter Obstessig
2 Knoblauchzehen (geschält, ganz)
½ Bündel Zitronengras oder Schale einer ganzen Zitrone (vorher gut waschen!), in Streifen geschnitten
2 EL frische Ingwerstücke (von einer geschälten Ingwerwurzel)

Geben Sie die Knoblauchzehen, das Zitronengras oder die Zitronenschale und die Ingwerstücke in eine Glasflasche und gießen mit Obstessig auf, bis alle Kräuter bedeckt sind. Der Essig passt gut zu asiatischen Gerichten.

Alternativ kann man den Knoblauch auch in Form eines Würzöles genießen. Das Aroma des Öles ist dezenter als beim Knoblauchessig. Gleichzeitig kann dieses Öl – als kleine unterstützende Maßnahme auch bei einer Nagelpilzproblematik – noch häufiger in den Speiseplan eingebaut werden als der Essig: In der warmen Küche, mit Salz und Brot, für Antipasti etc.

Knoblauch-Öl
1–2 Knoblauchzehen (geschält, halbiert)
100 ml hochwertiges Olivenöl

Wenn Sie ein Knoblauchöl in diesem Mischungsverhältnis ansetzen, hat es eine dezente Knoblauchnote. Natürlich steht ihnen frei, ein sehr viel intensiveres Knoblauchöl herzustellen (sauberes Schraubglas mit Knoblauchzehen zur Hälfte füllen, mit Öl aufgießen), von dem Sie jeweils nur eine kleine Menge verwenden – mit deutlicher Knoblauchnote als praktische Alternative zu frischem Knoblauch.
Wichtig ist auch hier, dass die Knoblauchzehen immer mit Öl bedeckt sind. Das Öl muss luftdicht verschlossen und möglichst dunkel lagern.

Aus dem Bienenstock

Abschließend soll hier noch auf ein ganz besonderes Heilmittel verwiesen werden: Propolis. Es handelt sich um eine Substanz, mit der sich die Bienen selbst vor Ansteckung und der Ausbreitung von Keimen schützen. Denn in einem Bienenstock leben viele tausend Bienen auf engstem Raum bei einer Temperatur von ungefähr 35 °C – ideale Bedingungen für die Verbreitung von Keimen. Mit Propolis, auch Bienenharz oder Kittharz genannt, wird der Bienenstock desinfiziert.

Propolis hat eine ausgeprägte antibiotische, antivirale und pilzhemmende Wirkung, es wirkt außerdem entzündungshemmend. Nachgewiesen ist seine Wirkung gegen Streptokokken und Staphylokokken, gegen Herpes-, Rhino- und onkogene Papylomaviren sowie gegen Candida-Pilze. Von Imkern wird Propolis traditionell auch bei Nagelpilz eingesetzt und zeigt gute Erfolge.

Tipps für die Anwendung
Propolistinktur wird gezielt mit einer Pipette möglichst direkt unter dem freien Nagelrand oder am Nagelfalz aufgetropft. Dafür Fingerspitze bzw. Zehe nach oben halten, Fingerkuppe mit dem Daumen etwas zurückziehen, und von oben Propolistinktur in den Spalt zwischen Nagel und Finger tropfen. So kann die dünnflüssige Tinktur unter dem Nagel Richtung Nagelbett einsickern. Es ist wichtig, dass die Tinktur einzieht und in direkten Kontakt mit dem Nagelpilz kommt. Die Anwendung sollte 1 x täglich erfolgen und – wie alle Anwendungen bei Nagelpilz – auch fortgesetzt werden, wenn der Nagelpilz nicht mehr sichtbar ist.

Propolis erhalten Sie direkt beim Imker, aber auch in der Apotheke (beides empfehlenswert).
Bitte beachten Sie: Propolis ist ein stark färbendes Harz, das bei der Anwendung die Nägel gelblich-bräunlich verfärbt. Sind die Fußnägel betroffen, eignet sich die Anwendung besonders für den Winter, wenn man die Füße durch Socken und Schuhe nicht sieht.
Im Handel erhältlich ist eine Propolis-Nagelpflege zur Pflege strapazierter Nägel und als Schutz vor Nagelpilz.

Vorsicht! Die in Propolis enthaltenen Eiweiße können Allergien hervorrufen, vor allem, wenn sie einen hohen Pollenanteil haben. Das Bundesinstitut für Risikobewertung (BfR) warnt Menschen mit einer atopischen Neigung (familiär auftretenden Überempfindlichkeit von Haut und Schleimhäuten gegenüber Stoffen aus der Umwelt) oder mit Asthma, dass es durch die Anwendung von Propolis oder Gelée Royale zu allergischen Neigungen kommen kann (Stellungnahme 002/2009 des BfR).
5–10 % der Menschen reagieren auf Propolis allergisch (www.die-honigmacher.de).
Daher sollten Sie zunächst prüfen, ob es zu einer allergischen Reaktion kommt. Dafür 1 Tropfen Propolis in die Ellbogenbeuge geben. Treten Hautreaktionen auf, dann sollte kein Propolis verwendet werden.

Literatur (Auswahl)

Angerstein J: Die Essig-Hausapotheke. Augsburg: Weltbild 1997

Büring U: Praxis-Lehrbuch der modernen Heilpflanzenkunde. Stuttgart: Sonntag 2009

Duke J: The Green Pharmacy. New York: St. Martins 1997

Harland S: Gesund und schlank mit Apfelessig. Nierdernhausen: Bassermann 1998

Hauch E, Steidl G, Ogilvie A: Untersuchungen zur Wirkungsweise langkettiger Ozonide bei eukaryontischen Zellen. Jahrbuch 3 Karl und Veronica Carstens-Stiftung. Stuttgart: Hippokrates 1997

Hauch E, Steidl G, Ogilvie A: Untersuchungen zur Wirkung langkettiger Ozonide auf eukaryontische Zellen. Jahrbuch 4 Karl und Veronica Carstens-Stiftung. Essen: KVC 1998

Humpf P: Komplementärmedizin – Die Rizoltherapie. 0_2_ausgabe 01/2007

Jakobi M, Winkelmann G: Untersuchungen zur Wirkungsweise langkettiger Ozonide bei Pilzen. Jahrbuch 3 der Karl und Veronica Carstens-Stiftung. Stuttgart: Hippokrates 1997

Jarvis D C: 5 x 20 Jahre leben. Hallwag-Verlag 1967

Pütz J, Norten E, Werner K: Essig & Öl (Hobbythek). Berlin: Egmont vgs 1998

Rubin F: Meine besten Gesundheits-Tipps fürs Älterwerden. München: zs 2015

Schilcher H, Kammerer S, Wegener T: Leitfaden Phytotherapie, 4. Auflage. München: Urban und Fischer 2010

Seidel E: Knoblauch – Allium sativum. Studienarbeit im Kurs Diätetik und Ernährungskonzepte im internationalen Vergleich, Hochschule für Gesundheit & Sport, Technik & Kunst, Berlin, 2017

Sonn A: Wickel und Auflagen, alternative Pflegemethoden erfolgreich anwenden, 2. überarbeitete Aufl. Stuttgart: Thieme Verlag 2004

Stangaciu S: Sanft heilen mit Honig, Propolis und Bienenwachs. Stuttgart: TRIAS 2015

Steidl G: Untersuchungen zur Wirkung langkettiger Ozonide auf eukaryontische (humane) Zellen, Pilz- und Tumorzellen: Biochemische und zellbiologische Effekte. Jahrbuch 3 Karl und Veronica Carstens-Stiftung. Stuttgart: Hippokrates 1997

Zimmermann E: Aromatherapie für Pflege- und Heilberufe. Stuttgart: Karl F. Haug Verlag in MVS 2011

Die Autorin/ Der Autor

Dr. Annette Kerckhoff, BSc Komplementärmedizin und European Master of Health Promotion, Lehrbeauftragte für naturheilkundliche Selbsthilfestrategien, Phytotherapie und Medizingeschichte, ist auf die laienverständliche Vermittlung von Gesundheitswissen und Selbsthilfemaßnahmen spezialisiert. Sie hat zahlreiche Ratgeber und Patienteninformationen geschrieben und arbeitet für Natur und Medizin.

Dr. Michael Elies war bis Ende 2019 in eigener Praxis als Facharzt für Allgemeinmedizin, Naturheilverfahren, Akupunktur und Homöopathie niedergelassen. Er war von 1989–2019 Lehrbeauftragter für Geschichte und Entwicklung der Homöopathie an der Heinrich-Heine-Universität Düsseldorf und langjähriger Dozent der Deutschen Ärztegesellschaft für Akupunktur, von der er 1989 den Dr. Bachmann-Preis erhielt. Dr. Elies ist seit 1991 Mitglied der Arzneimittelkommission D beim BfArM (früher BGA) Bonn. Der Autor zahlreicher Fachbücher und Ratgeber ist seit vielen Jahren Mitglied des Vorstandes und beratender Arzt von Natur und Medizin.

Die Buchreihe *Was tun bei ...* im KVC Verlag

Alkoholabhängigkeit – Homöopathie und Komplementärmedizin

Bluthochdruck – Mind-Body-Medizin und Naturheilkunde

Colitis ulcerosa und Morbus Crohn – Naturheilkunde und Integrative Medizin

Demenz – Vorbeugung und Selbsthilfe

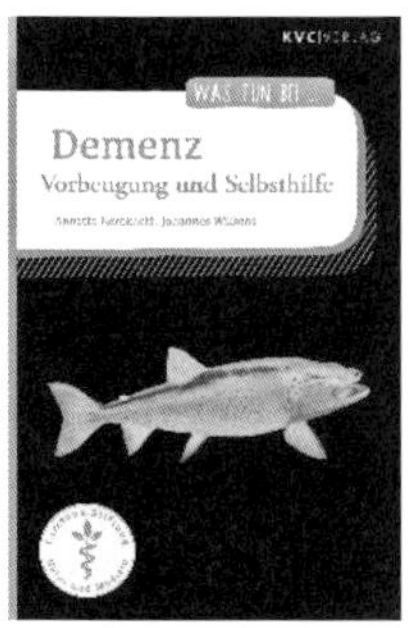

Depression – Homöopathie und Komplementärmedizin

Diagnose Krebs – Homöopathie und Schüßler Salze

Endometriose – Homöopathie und Naturheilkunde

Grauer Star und Altersweitsichtigkeit

Grippe und Infekte – Vorbeugung und Selbsthilfe

Heilfasten

Heuschnupfen – Homöopathie und Naturheilkunde

Kopfschmerzen von Kindern

Mittelohrentzündung – Homöopathie und Naturheilkunde

Nackenschmerzen – Naturheilkunde und Selbsthilfe

Nagelpilz – Selbsthilfe und Naturheilkunde

Nasennebenhöhlenentzündung – Naturheilkunde und Homöopathie

Osteoporose – Vorbeugung und Selbsthilfe

Parkinson – Selbsthilfe und Komplementärmedizin

Prüfungsangst – Selbsthilfe und Naturheilkunde

Raucherentwöhnung

Rheuma – Naturheilkundliche Therapie

Schlafstörungen – Selbsthilfe und Schlaftypen

Schlaganfall – Vorbeugung und Nachbehandlung

Schmerzen – Akupressur, Homöopathie und Naturheilkunde

Trockene Augen – Naturheilkundliche Selbsthilfe

Krebs und therapiebedingte Nebenwirkungen – Selbsthilfestrategien und wertvolle Tipps

Wechseljahresbeschwerden

Wundheilung nach Operationen

NATUR UND MEDIZIN e. V. – Eine starke Gemeinschaft

Ob Pflanzenheilkunde, Homöopathie oder Blutegeltherapie – die Komplementärmedizin ist sehr vielseitig.

NATUR UND MEDIZIN und seine Mitglieder unterstützen die Carstens-Stiftung in ihrem Auftrag, die Naturheilkunde und Homöopathie wissenschaftlich zu erforschen. Das Ziel ist eine integrative Medizin, in der moderne Erkenntnisse und traditionelles Wissen, Hochschulmedizin und Naturheilkunde keine Gegensätze, sondern gleichberechtige Akteure sind.

Der Auftrag von NATUR UND MEDIZIN ist es, die Bevölkerung fundiert über Nutzen und Anwendung von Naturheilkunde und Homöopathie zu informieren, so dass immer mehr Menschen davon profitieren können. Ein exklusives Ratgeberangebot nur für Mitglieder und Bücher aus dem eigenen Verlag liefern ausführliche Informationen.

Helfen Sie mit, Naturheilkunde und Homöopathie zu fördern und zu erhalten!
Mit Ihren Mitgliedsbeiträgen, Buchkäufen und Spenden finanziert NATUR UND MEDIZIN wichtige Forschungsprojekte, bezieht Stellung und berät Patienten unabhängig.
Werden Sie Mitglied, spenden Sie für die Komplementärmedizin, empfehlen Sie uns weiter!

www.naturundmedizin.de | www.kvc-verlag.de | www.carstens-stiftung.de